AF613494

Docteur N.-Chr. MACRY

DE LA COLITE DYSENTÉRIFORME

(COLITE HÉMORRHAGIQUE)

AU COURS DE LA ROUGEOLE

PARIS
IMPRIMERIE DE LA FACULTÉ DE MÉDECINE
A. DAVY, Successeur de A. Parent
52, rue Madame et rue Corneille, 3

1888

DOCTEUR N.-CHR. MACRY

DE LA
COLITE DYSENTÉRIFORME

(COLITE HÉMORRHAGIQUE)

AU COURS DE LA ROUGEOLE

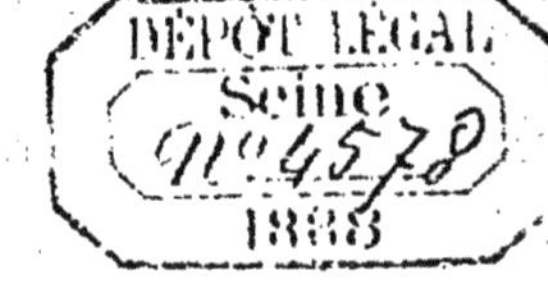

PARIS
IMPRIMERIE DE LA FACULTÉ DE MÉDECINE
A. DAVY, SUCCESSEUR DE A. PARENT
52, RUE MADAME ET RUE CORNEILLE, 3

1888

A MES PARENTS

A MES AMIS

DE LA

COLITE DYSENTÉRIFORME

(COLITE HÉMORRHAGIQUE)

AU COURS DE LA ROUGEOLE

PRÉFACE

Dans sa clinique sur la rougeole Trousseau écrit les lignes suivantes :

« Au moment où, dans la période d'invasion, la fièvre paraissait tomber, tout à coup elle reprend une intensité considérable. Le larmoiement, le coryza, la toux, un instant calmés, augmentent avec une extrême vivacité ; en même temps survient, dans la majorité des cas, une diarrhée très abondante. Ce phénomène la diarrhée, arrivant en même temps que l'éruption, appartient essentiellement à la rougeole, et les auteurs ne l'ont pas suffisamment indiqué. Sans être invariable, il est assez commun pour qu'on en doive tenir bon compte. Il se manifeste, je le répète, le jour où l'éruption apparaît. L'enfant va quatre, six, huit, dix et quinze fois à la garde-robe dans les vingt-quatre heures; chez quelques-uns il y a non seulement une diarrhée séreuse mais encore unediarrhée glaireuse et sanglante causée par une véritable colite, qui dure un jour ou deux.

Trousseau du reste, qui avait été plusieurs fois rapporteur des épidémies à l'Académie de médecine, s'était trouvé à même de noter assez souvent ces phénomènes sur lesquels, comme on l'a vu plus haut, il se plaint que l'on n'ait pas suffisamment attiré l'attention. C'est cette lacune, que nous nous sommes efforcé de combler sur les indications d'un de ses élèves, M. le Professeur Dieulafoy, qui a été lui-même plusieurs fois témoin de faits semblables; c'est sur ses conseils et grâce à ses encouragements que nous avons entrepris cette tâche fort pénible, car il nous a fallu, à cause de la pénurie des matériaux, parcourir un très grand nombre d'ouvrages et de relations d'épidémies. Nous avons le regret de dire que c'est à peine si çà et là nous avons eu à glaner quelques lignes; et nous avons pu nous convaincre amplement de l'exactitude de l'assertion de l'illustre clinicien, que les auteurs ne se sont pas occupés beaucoup de ce sujet. Loin de nous la prétention d'offrir quelque chose de nouveau. Nous avons simplement voulu traiter une complication, qui n'avait pas été assez suffisamment décrite jusqu'à présent. L'on trouvera dans notre travail tout ce que les auteurs ont dit sur ce sujet; nous y avons réuni un grand nombre de documents disséminés çà et là dans les auteurs classiques, dans les articles de dictionnaires, dans les journaux. Nous avons parcouru, dans ce but, un grand nombre de publications périodiques étrangères, notamment le *Schmids Jahrbucher*, la *Lancette*, le *Dublin Journal*, les *Archives Italiennes d'Omodei*, etc., etc. Le lecteur pourra ainsi recueillir tout de suite, les renseignements qu'il lui faudrait rechercher dans bien des endroits différents, d'où perte de temps et nécessité de connaître les langues étrangères, ce qui serait absolument impraticable pour beaucoup de personnes.

Qu'il nous soit permis en terminant, d'adresser nos remerciments chaleureux et exprimer toute notre reconnaissance à notre excellent maître M. le Professeur Dieulafoy, qui a bien voulu nous aider de ses précieux conseils et accepter d'être notre président de thèse.

Je profite avec bonheur des circonstances qui me permettent d'exprimer ici ma reconnaissance pour mes maîtres dans les hôpitaux, MM. Desprès, Th. Anger, Guibout, Besnier, Empis, Talamon, Gingeot, Labadie-Lagrave, Du Castel, Humbert, Reclus, Nélaton, Reynier, Brun, Félizet, les professeurs Trélat et Damaschino. Nous ne saurions aussi sans ingratitude oublier toute la bienveillance que notre cher maître M. le Professeur Panas nous a témoignée en tant d'occasions pendant le cours de nos études. Que notre ami De Tornery reçoive ici tous nos remerciements; nous avons largement profité de ses connaissances bibliographiques.

HISTORIQUE

Les anciens ne parlent que fort peu des accidents intestinaux simulant la dysenterie au cours de la rougeole; ils signalent, il est vrai, la diarrhée, mais les phénomènes dysentériformes leur échappent. Nous sommes disposé à admettre que leurs diarrhées « graves, tormineuses » n'ont été que des accidents de cette nature; il est fort possible que toutes les diarrhées aiguës intenses qu'ils citent au cours de cette fièvre éruptive aient englobé des cas de colite hémorrhagique. Voyons rapidement ce que les auteurs d'avant le XIXe siècle pensaient de cette complication.

Aaron qui vivait au VIIe siècle et d'autres médecins de cette époque : Georges Bachtishua et le fils de Serapion, antérieurs à Rhazès, paraissent avoir décrit la rougeole avant le savant médecin arabe; mair leurs écrits ne sont pas parvenus jusqu'à nous. Mentionnons ce que rapporte le premier auteur qui ait composé un traité sur la rougeole et la variole.

Rhazès, dans son œuvre de *Variolis et morbillis* (*arabice et latine curâ Johannis Channing*, *London*

1766) dit « *alvus laxa est plerumque in fine morbi et præcipue in morbo alhaly hets* (rougeole) *et ob hanc rem necesse est ut longe amoveatur quodcumque solvat alvum postquam pervenerit morbus ad finem.* » Pour lui donc la complication intestinale éclatait à la fin de la maladie et il la regardait comme critique. Mais c'est à Sydenham, Morton, Huxham qu'il faut en venir pour voir établir une distinction nette entre les différentes fièvres éruptives, confondues jusque-là. Les accidents intestinaux ne paraissent pas avoir été très fréquents de leur temps et, s'ils parlent de la diarrhée, ils n'ajoutent pas que cette dernière revêt quelquefois des caractères dysentériformes. Voici l'avis de Sydenham : « *his non raro accidit diarrhœa, quæ vel morbum statum excipit vel etiam ad plures septimanas excussit post morbi omniumque ejus symptomatum fugam, haud sine magno ægri discrimine, in quo abhinc orta spirituum profusione continua versatur* » ; dans d'autres chapitres de son ouvrage il va jusqu'à dire que la diarrhée est rare dans la rougeole ; il la note cependant avec soin dans les cas qu'il rapporte et il en attribue l'arrivée à la dentition (Sydenham, *opera omnia*, t. I, p. 120-143, Genève 1765). Dans Morton on chercherait inutilement aussi les diarrhées dysenteriformes ; cependant cet auteur précise le moment d'éclosion des troubles intestinaux qui nous occupent. Dans son ouvrage (*de morbillis et de febribus universalibus*, t. III, cap. III, p. 18), à propos de l'éruption rubéolique à son déclin, il dit : « *quo tempore fluxus alvi suboritur lympha acri a veneno colliquata et in habitu corporis prius congesta, jam per intestina deturbata et emendata, qui fluxus ut primum levamen naturæ afferat modo diutius duret, facile in diarrhæa symptomatica, torminosa imo colliquativa et funesta terminatur.* » Ce même auteur donne des observations dans lesquelles il signale des diarrhées intenses (*diarrhæa immanis, torminosa*) qui survenaient après l'effacement de l'éruption (*postquam evanuisset efflorescentia*). Nous sommes disposé à admettre que les diarrhées en question n'étaient autres que nos diarrhées dysentériformes. Hoffman (*de febre morbilloso* 1748 et *opera omnia* IV, p. 63), de Haen et ses contemporains ne nous arrêteront pas ; ce dernier a eu le tort de confondre la scarlatine et la rougeole ; aussi on ne sait pas si c'est des accidents intestinaux d'origine scarlatineuse ou rubéolique dont il veut parler. De tous les auteurs c'est surtout Joseph Franck qui nous a été le plus utile à propos du sujet que nous étudions ; en effet il parle de la colite hémorrhagique d'origine morbilleuse. Dans le volume II de ses œuvres complètes (*trad. franc.*) il dit en note : « Quelques épidémies de rougeole ont été accompagnées de diarrhée (*Journal de méd.* 1790, p. 25). » Dans Rivière (cent. I, Obs. 71) et Ettmuller (*Dict. pratique*, liv. I, cap. XV, p. 372) il est fait *mention de selles sanglantes avec des tranchées.* Tous ces faits nous apprennent que l'affection catarrhale déterminée par la contagion de la rougeole s'étend quelquefois à la membrane muqueuse du tube intestinal. Nous concluons donc que Franck est le premier de ces auteurs cités plus haut, qui attire l'attention sur la colite hémorrhagique morbilleuse. Nous dirons même qu'il exagère un peu la note ; car plus loin il écrit : « On observe aussi le vomissement, la diarrhée, un flux dysentorique, du ténesme. » L'auteur n'aurait-il pas voulu faire allusion aux formes graves, malignes de la rougeole? Nous le croyons volontiers, car il ne manque pas de citer, à ce propos, l'ouvrage de Franc. de Frankenau : « *Dysenteria cum morbillis et convulsionibus* (*in pueris*) *lethalis* (*Misc. med.* Déc. II, a. 6, 1687, p. 173). En 1807 Roux fit un Mémoire sur la rougeole. Voici ce qu'il dit dans cette monographie à propos de notre colite, p. 61 : « La diarrhée était abondante, douloureuse et quelque peu sanguinolente chez quelques sujets abondamment couverts de taches, et chez lesquels les symptômes catarrhaux étaient très exaspérés. » Dans cet ouvrage nous avons eu beau chercher, parmi les nombreuses observations ; pas une seule ne se rapportait à notre colite. Dans les dictionnaires de l'époque, celui de 1820 par exemple, nous avons eu le bonheur de trouver quelques renseignements plus précis. Parlant de quelques cas de rougeole plus ou moins graves qui avaient éclaté en 1798 à Paris, l'auteur de l'article « Rougeole » dit : « L'éruption de la rougeole fut intense mais disparut rapidement, les douleurs (il s'agit de douleurs abdominales) étaient alors très vives, les évacuations alvines fréquentes, accompagnées de coliques aiguës déchirantes et sur la fin de stries sanguinolentes même noires. » Mais l'auteur a le tort de ne pas voir que la rougeole est la cause première et de se demander si cette maladie n'est pas une complication des troubles intestinaux ; à part cela la colite rubéolique dysentériforme est parfaitement bien caractérisée.

Rilliet et Barthez, dans leur célèbre ouvrage sur les maladies des enfants citent, mais sans les caractériser, des phlegmasies intestinales qu'ils ont rencontrées avec l'exanthème, 46 sur 176 cas ; la colite hémorrhagique n'y figure pas, mais ils parlent de l'enterocolite. Guersant et Blache, dans leur article « Rougeole » du Dictionnaire (2e édition, ou *Répertoire général des Sciences médicales*, t. 27. Rac-Rot., page 665, tout en ne contestant pas les faits avancés par Rilliet et Barthez, leur objecte « que leurs observations se sont portées sur des sujets cachectiques qui, après un long séjour à l'hôpital, finissent par succomber à peu près constamment à une enterocolite ou à une pneumonie. » Ces auteurs avouent avoir rencontré aussi « ces inflammations de la muqueuse intestinale », mais beaucoup moins souvent.

Nous avons parcouru toutes les relations d'épidémies anciennes de rougeole depuis 1749 dans le but de trouver quelques renseignements à propos de la colite dysentériforme ; on y trouve souvent mentionnés des troubles intestinaux, mais rarement des selles sanglantes, sauf dans les épidémies où l'on signale des hémorrhagies multiples.

Dans les épidémies de Prague en 1754 et 1755 nous lisons dans Mayerskack (ancien journal, t. IV, p. 181) qu'elles étaient accompagnées d'un état soporeux et de phénomènes qui simulaient la dysenterie ; il en est de même de l'épidémie de Helmstade relatée par Conrad Fabricius (t. VI, p. 144 de l'ancien journal). S'agirait-il là de notre colite dysenteriforme ?

En 1809 éclate une épidémie de rougeole à l'Hôpital des enfants ; dans cette épidémie, dont Campagnac a fait le sujet de sa thèse, Paris 1812 (Thèse citée souvent par le Compendium de médecine qui, disons-le entre parenthèses, ne signale pas non plus la colite hémorrhagique) nous n'avons pu relever que des troubles gastro-intestinaux intenses avec ou sans hémorrhagies.

Les auteurs n'avaient pas su faire suffisamment la distinction entre « hémorrhagies multiples » ou « troubles gastro-intestinaux graves » ou « dysenterie. » Il en résulte une confusion grave sur laquelle Trousseau a soin d'insister. En effet, dans le paragraphe de ses cliniques cité plus haut, il dit un peu plus loin : « Soit dit, en passant, le mot dysenterie appliqué à cette colite l'est ici fort mal à propos ; la dysenterie est une maladie spécifique, contagieuse, à forme toute particulière, toute indépendante, toute personnelle. Si c'est une colite, c'est une colite toute spéciale et la colite de la rougeole en est une toute différente. »

Nous avons vu comment Trousseau considérait la colite; les quelques lignes que nous avons citées, au début de notre travail, suffisent amplement pour définir notre sujet. Relatons maintenant l'opinion des auteurs contemporains ou postérieurs à Trousseau, qui ne signalent presque tous la colite dysenteriforme qu'en passant.

Gintrac, dans son Traité de pathologie interne, se borne à dire que plusieurs complications ont pour siège les organes digestifs : la gastrite, l'entérite, « la colite. »

Grisolle la passe absolument sous silence. Behier a observé la colite et il cite, à ce propos, l'épidémie de Genève en 1851, où on aurait constaté des selles dysentériformes.

Nos grands dictionnaires modernes consacrent quelques lignes à ce sujet; dans l'article « Rougeole » du Dictionnaire encyclopédique, Sanné dit : « Le flux est quelquefois glaireux, sanglant quand le côlon est atteint. » Plus loin, il ajoute : « Ailleurs, c'est la forme dysentérique avec mucus sanguinolent et ténesme. » Cette colite est due, d'après l'auteur, à un exanthème du côlon.

Dans le Traité de pathologie interne du professeur Jaccoud, il est dit que la diarrhée peut revêtir quelquefois la forme dysentérique. Dans le nouveau Dictionnaire de médecine et de chirurgie pratiques, nous lisons ceci :

« L'entérocolite, pendant la rougeole, se développe dans le cours ou vers la fin de l'éruption. On a observé du ténesme et des selles glaireuses teintes de sang. »

Nous avons cherché dans les épidémies de ces dernières années, tant en France qu'à l'étranger, quelques faits se rapportant à la colite dysentériforme; nous avons eu le bonheur de la voir signalée, sinon décrite avec détails ou appuyée par des observations que nous eussions été heureux de reproduire dans notre travail.

Dans le volume 18 des Mémoires de l'Académie de médecine, sont consignées plusieurs épidémies de rougeole, entre autres celle d'Epinal, en 1852, où on a constaté des diarrhées dysentériformes, un cas de colite hémorrhagique et deux cas accompagnés de dysenterie. Les observations manquent.

Dans les Mémoires de l'Académie, 1857, nous voyons Trousseau, rapporteur des épidémies qui ont éclaté en France à cette époque. A propos de plusieurs cas de diarrhées rubéoliques accompagnées « de phénomènes étranges », l'illustre clinicien blâme le médecin du département en question (du Hérault). « Il est fâcheux, dit-il, que le Dr X., qui a consigné dans un rapport l'histoire trop abrégée de cette maladie, n'en ait pas donné une description plus complète. Etait-ce une rougeole maligne avec prédominance des accidents intestinaux? Etait-ce une affection intestinale prématurée? » Trousseau craint que le médecin ne se soit mépris sur le caractère de la colite rubéolique dont il a fait une dysenterie.

Dans le journal « Bordeaux médical », année 1856,

mois de mai, nous lisons un mémoire de M. Barralier sur une épidémie de rougeole qui a éclaté dans cette ville; il relève 3 cas seulement de « colite hémorrhagique. » Les observations manquent.

En Allemagne, l'ouvrage de Niemeyer ne contient rien sur la colite dysentériforme et elle est seulement signalée dans l'article rougeole de l'Encyclopédie de Ziemsen, rédigé par Thomas, de Leipzig.

Voici la liste des épidémies où l'on a observé des troubles digestifs intenses et, surtout, des selles sanglantes pendant la rougeole :

1749. Epidémie de Plymouth signalée par Huxham dans son traité « *de aere et morbis epidemicis*, op. t. I. » Il y a eu des selles sanglantes ainsi que des hémorrhagies multiples.

— Epidémie de Florence, même année, relatée par Targioni Tozetti (*ancien Journal de médecine*, t. I, p. 79). Il signale des hémorrhagies intestinales et autres.

1763. Epidémie à l'Hôpital des Enfants trouvés de Londres, observée par Morton; signale selles sanglantes et phénomènes dysentériformes.

1773. Epidémie de Normandie signalée par Dubosc de Roberdière; accidents intestinaux graves avec hémorrhagies.

1799. Epidémie de Paris et de la Salpêtrière observée par Pinel; diarrhée intense, hémorrhagie.

1809. Epidémie de l'Hôpital des Enfants; selles noires, hémorrhagies multiples (Thèse de Campagnac, 1812.)

1830. Epidémie de Bonn; hémorrhagies multiples.

1831. Epidémie de la petite commune de Piglio, par le docteur Giuseppe Tonnelli (*Arch. ital. d'Omodèi*, page 530); complications intestinales fréquentes, selles abondantes, souvent sanglantes. L'auteur se demande même si la rougeole n'est pas symptomatique des troubles gastro intestinaux. On en est encore à la période de Broussais!

1833. Epidémie du Cercle de Nurtengen, par le Dr Kaff (*Schm. Jharb.*, p. 296); il y eut prédominance des phénomènes intestinaux avec quelques selles sanglantes.

— Epidémie de Zurich qui frappa surtout les cantons ruraux; la rougeole avait un caractère manifestement inflammatoire et s'accompagna souvent de troubles intestinaux et quelquefois d'accidents simulant la dysenterie.

1834. Epidémie de Sigmaringen, dans laquelle 38 décès sont attribués à la rougeole et furent produits par des accidents dysentériformes. Les phénomènes intestinaux apparaissaient en même temps que l'éruption (*V. Sanitäts Bericht über D. Furstenthum Hohenzollern Sigmaringen*, par le Dr Heyfelder.)

— Epidémie de Dublin vers le milieu de laquelle surviennent des complications nombreuses dues au caractère malin de l'affection; il y eut assez souvent de la diarrhée et des accidents dysentériformes (art. du Dr Batersy, *Dublin Journal.*)

1836. Epidémie de Sigmaringen ; complications intestinales, selles sanglantes moins fréquentes que dans l'épidémie 1834 (*Schm. Jahrb.* 1837, 2e partie, p. 36.)

1848. Epidémie de Genève rapportée par Rilliet ; inflammations intestinales assez rares ; on en a observé cependant quelques cas intenses. (*Gazette médicale* 1848)

— Epidémie des Iles Féroë rapportée par Panum (*Virch. arch.*, même année) ; phénomènes dysentériformes.

1850. Epidémie de Bruxelles (mois d'octobre 1850 à janvier 1851) relatée par le Dr Hamon (dans *Presse médicale* 1851, n° 6). Vers la fin de décembre l'épidémie perdit de sa régularité et avec des troubles nerveux intenses parurent des phénomènes intestinaux graves.

1851. Epidémie de Munich ; plusieurs cas avec diarrhée et ténesme (*Schm. Jahrb.* 1851.)

— Epidémie de Vienne ; plusieurs cas accompagnés de troubles intestinaux simulant la dysenterie ; ces cas observés dans le service de Hebra (*Arch. fur Wiener Artz* 1851.)

1853. Epidémie de Bicêtre (Colin, *Union méd.* 1853). Troubles intestinaux graves.

1853. Epidémie de Saint-Loup rapportée par Jacquez (*Mém. de l'Acad. de méd.*, a. 1854, p. 180). Troubles intestinaux très fréquents, phénomènes simulant la dysenterie.

1855. Epidémies de Leith et de Vienne, signalées par le Dr Brown (*Schm. Jahrb.*, v. 88, p. 335). A Vienne dès le début de la maladie se déclare une diarrhée intense qui 14 fois fit place à la dysenterie. Cette dernière fut de courte durée, car la convalescence ne tardait pas à s'établir. Avec cet épisode intestinal l'épidémie avait un caractère très inflammatoire; c'est surtout dans les mois de mai, juin, juillet que les troubles intestinaux se sont principalement montrés.

— Epidémie d'Abbeville (Somme) rapportée par le Dr Hecquet (*Mém. de l'Acad.* 1857). Complications du côté du tube digestif; p. 156 il signale l'entérite mais ne parle pas de colite hémorrhagique.

1856. Epidémie de Bordeaux (dans *Bordeaux méd.*); plusieurs cas de colite hémorrhagique.

1859. Epidémie de Paris rapportée par Thore (dans *Gaz. des Hôp.* 1860). Entérite avec phénomènes dysentériformes, selles glaireuses sanguinolentes, ténesme, etc. Ces diarrhées se terminaient assez vite et d'une manière favorable.

1860. Epidémie de Kiel. Diarrhées dysentériformes

surtout au moment de la terminaison de l'exanthème (rapportée par Bartels *Virch. Arch.* XXI, p. 69, 129, 1861).

1861. Epidémie de Venise (*Arch. Italiennes d'Omodei* 1861); diarrhées avec hémorrhagies.

1861. Epidémie de la garnison de Paris. Après la guerre d'Italie on signale la fréquence des phénomènes intestinaux qui alternaient avec le choléra; les lésions du tube digestif étaient très marquées, à caractères ulcéreux. (Gaz. heb., 1861., t. VIII.)

1861. Dans les cinq épidémies rapportées par le prof. Kostlin (dans les archives fur Vissenschaftliche Heilkunde) observées à Munich même année, les complications ont été toujours pulmonaires très rarement intestinales; cependant on a observé quelques cas de dysenterie: ces cas ont été plus fréquents dans les épidémies de rubéole.

1864. Epidémie à Londriano : phénomènes dysentériformes (Arch. Omodeï, 1865).

1861. Epidémie des Etats-Unis. — Rougeole frappe plusieurs corps d'armée, phénomènes dysentériformes, hémorrhagies multiples.

1865. Epidémie de Val-de-Grace. — Diarrhées dysentériformes hémorrhagie.

1866. Epidémie d'Osnabruck. — Diarrhée intense avec tranchées, stries sanguinolentes (Schm. Jarbuch. 1866). — Epidémie de Schwerin. —

Phénomènes dysentériformes (Dans arch. f. wiss. Heikunde).

1867 Epidémie de Sidney. — Rougeole maligne. — Diarrhées intenses avec hémorrhagie. — Dublin journal. 1868.

1868 Epidémie de Westertede Oldenburg. — Très maligne. — Complications pulmonaires, très fréquentes, quelques cas de colite dysentériforme.

1869 Epidémie de Sienne rapportée par Balthazar Buffalini. — Journal der Kinderkrankheit, 1871. — Diarrhée intense. — Epidémie d'Agen. — Eruption se faisait mal. — Phénomènes gastronitestinaux graves. — Mèm. acad. 1869-70.

1870. Epidémie de Schwerin (*Arch. f. Heilkunde*, 1871) Complication pulmonaire et intestinale; selles sanguinolentes.

1875. Epidémie des Iles Fidji (Lancet, 19 juin 1875, t. I, nº 25, p. 835). Diarrhées intenses. Cette épidémie eut lieu en 1875, elle semble être venue de la ville d'Adélaïde (Australie du Sud); — elle a été très maligne; on a observé des complications de toutes sortes et des selles dysentériformes.

1875. Epidémie de Metz (Hérault) rapportée par Pronac (*Gaz. des Hôp.* 1875); quelques complications gastro-intestinales graves.

1876. Epidémie de Wurtemberg (*Arch. fur wiss. Heilk.*); les phénomènes dysentériques assez rares se sont surtout manifestés pendant les épidémies estivales, plus fréquentes dans les grandes villes que dans les petits centres et les campagnes.

ÉTIOLOGIE

Il résulte de nos recherches, que les épidémies dans lesquelles se sont montrés les phénomènes dysentériformes, sont loin d'être fréquentes ; à ce propos faisons remarquer, que dans beaucoup de celles-ci, le caractère intestinal est parfois si peu marqué que les phénomènes digestifs restent à l'arrière-plan ; les auteurs de mémoires nombreux les passent sous silence. Il se produit pour la rougeole ce qui a lieu pour la scarlatine, pour la variole et les autres maladies infectieuses, une caractéristique phénoménale toute particulière, un véritable facies épidémique qui fait que telle ou telle de celle-ci frappe de préférence telle ou telle partie de l'organisme. Tous les auteurs se sont, du reste, apesantis sur ce point et nous n'avons pas besoin d'y insister.

Notons, cependant, que presque dans toutes les épidémies compliquées de phénomènes dysentériformes, la rougeole avait un caractèrere inflammatoire et que les inflammations parenchymateuses étaient trés fréquentes ; citons, entre autres, l'épidémie de Zurich où l'aspect phlogosique était très prononcé; celle d'Agen également, citée dans les Mémoires de l'Académie, année 1869-70, et enfin celle qui fut observée par Michel Lévy, à Metz et exposée dans la *Gazette médicale de Paris*, 1847. Dans certains cas il existait une sorte de constitution épidémique favorable aux troubles gastro-intestinaux. Ainsi, bien des fois avec la rougeole existaient de nombreux catarrhes intestinaux, de choléra infantile, même des cas de dysenterie ; cette coïncidence de la dysenterie et de rougeole a donné lieu à des discussions intéressantes au point de vue pathogénique. On s'est demandé si la dysenterie reconnaissait une origine rubéolique, ou bien, au contraire, si elle venait simplement compliquer la rougeole. Nous croyons devoir citer ici l'épidémie de Saint-Loup qui a fait le sujet d'un rapport contenu dans le vol. XIX des Mémoires de l'Académie, p. 180, 183. Bon nombre de rougeoles où se sont montrés des phénomènes dysentériformes ont été signalées comme étant accompagnées de dysenterie; à cette époque on ne faisait pas la distinction entre la dysenterie et la colite dysentériforme. Sur 307 cas de rubéoleux, 189 ont eu une sorte « de dysenterie » légère dans 42 cas, moyenne gravité 40 cas, grave 66 cas, très grave 39, dont 23 ont succombé ; l'auteur du rapport ajoute : « il est évident que bien que la plupart des dysentériques » aient été des sujets qui avaient actuellement ou qui venaient d'avoir la rougeole, on ne saurait considérer la première de ces affections comme étant une complication de la seconde. Il y avait là deux épidémies existant ensemble et souvent affectant simultanément les mêmes sujets. Mais M. Jacquez (l'historien de l'épidémie) en fait une complication de la rougeole. Il n'y avait pas d'enfants atteints au-dessus de 12 ans.

Cette dernière remarque est fort importante, car tout le monde sait que la dysenterie est rare, très rare chez l'enfant chez lequel l'on voit surtout survenir le choléra ou les phénomènes cholériformes.

Nous ne croyons donc pas que l'opinion de l'auteur cité plus haut, soit exacte.

La dysenterie, en somme, en admettant qu'il s'agisse d'elle, est loin d'être spécifique ; car, comme le fait remarquer Barralier dans l'article «dysenterie » du nouveau dictionnaire, une maladie spécifique vraie ne se montre en général qu'une fois dans le cours de la vie, donnant après elle, à l'organisme une sorte d'immunité ; cela n'a pas lieu pour la dysenterie ou les accidents dysentériformes, en général. Ils sont sujets à plusieurs récidives et laissent les sujets une première fois malades sous l'imminence de nouvelles atteintes. D'ailleurs, en parcourant les *Schmidt's Jahrbücher*, nous avons vu que nombre d'épidémies allemandes étaient accompagnées de phénomènes dysentériformes qui souvent dégénéraient en véritables dysenteries, lorsque l'épidémie de rougeole avait complètement dis paru. Nous croyons donc que la rougeole peut jouer, ici, le rôle de facteur étiologique, par rapport à la colite ulcéreuse et hémorrhagique, ce qui n'a pas lieu de nous étonner après ce que nous avons dit plus haut. Quoi qu'il en soit, nous attirons l'attention sur ce fait intéressant trop ignoré en France. La rougeole évoluant sur un terrain prédisposé aux flux intestinaux, frappe tout particulièrement le tube digestif en vertu du principe du *locus minoris resistentiæ*. *L'influence de l'été* joue un grand rôle dans la production de la colite hémorrhagique morbilleuse. Il résulte des recherches de nombreux épidémiologistes que presque toutes les épidémies de rougeole predominent pendant l'hiver et le printemps. Cette assertion, vraie en principe, souffre cependant un assez grand nombre d'anomalies. Ainsi en Allegne, s'il est vrai que pour la campagne et les petites villes, c'est-à-dire pour la masse de population, la rougeole sévit surtout pendant les mois de novembre, décembre, janvier, février, mars, il n'en est pas de même pour les villes où la population dépasse 20,000 âmes, et nous avons consulté à ce propos les rapports sanitaires des gouvernements de Bade, Bavière, Saxe, Wurtemberg, et nous avons vu que souvent dans les grands centres de population, l'épidémie est estivale ; dans les épidémies de ces dernières villes, les colites hémorrhagiques se sont montrées quelquefois au cours de la rougeole.

L'influence de la chaleur et des variations brusques de température qui sont l'apanage de ces saisons, n'est plus à démontrer pour la pathogénie des troubles digestifs saisonniers. (*Schm. Jahrbu*-

cher, année 1885, vol. 88, p. 33). Par conséquent, à cette période de l'année la rougeole trouve un tube digestif tout particulièrement susceptible ; il n'est donc pas surprenant qu'elle y *épuise* son action, pour employer le terme de Trousseau, et produise de ces colites hémorrhagiques ou dysentériformes qui font l'objet de notre travail.

L'influence des maladies antérieures ou existantes de l'appareil digestif jouent aussi un grand rôle dans la genèse de la colite hémorrhagique.

Troubles digestifs antérieurs. — Les troubles digestifs antérieurs, en affaiblissant la vitalité du gros intestin et en le rendant tout particulièrement susceptible aux causes morbides, favorisent beaucoup la production des colites hémorrhagiques. Nous sommes, à ce propos, obligé à redire ce que nous avons dit à propos des conditions épidémiques et de la chaleur. Dans le vol. 88 du *Schmidt's Jahrbücher*, an 1855, p. 33, nous voyons que les quelques cas de colites hémorrhagiques survenues dans une épidémie de rougeole reconnaissaient comme cause occasionnelle les vers intestinaux ; dans d'autres une fièvre typhoïde antérieure à la rougeole, expliquait les déterminations intestinales de cette dernière.

Cachexie des sujets. — On sait depuis longtemps que les fièvres éruptives prennent volontiers un caractère malin chez les sujets affaiblis, que la constitution soit ébranlée originellement ou que l'affaiblissement de celle-ci résulte de maladies chroniques, de misère physiologique ou d'excès de toutes sortes. Il n'est donc pas étonnant que la rougeole prenant un caractère malin de par le terrain sur lequel elle évolue, puisse alors envahir le gros intestin et produire les altérations dont nous nous occupons en ce moment; d'ailleurs ne sait-on pas que dans un organisme épuisé les colites dysentériformes surviennent avec la plus grande facilité? Blache et Guersant qui connaissaient bien les faits de ce genre, ont eu tort d'attribuer la plupart des complications intestinales que l'on observe à l'Hôpital des Enfants à la constitution cachectique des sujets; cette opinion est manifestement exagérée, mais elle repose snr un fond vrai à savoir que les constitutions affaiblies sont particulièrement prédisposées aux troubles digestifs. A cette occasion citons les épidémies relatées à l'Académie par Barth (vol. 21 des *Mém. de l'Acad.*), celle étudiée par Laveran dans la *Gazette Hebdomadaire*, 1861, et qui a éclaté dans la garnison de Paris; enfin l'épidémie qui a atteint, dans les états-Unis, tous les corps d'armée pendant la guerre de sécession; cette dernière épidémie a été étudiée par le Dr O. Martin, de Dresde, dans son livre de médecine et chirurgie militaires.

Les colites hémorrhagiques rubéoliques que cet auteur a observées sont dues, d'après lui, aux mauvaises conditions hygiéniques, aux excès de fatigue surtout.

Influence des climats. Influence géographique. — L'influence des climats n'est pas étrangère à la genèse de la colite morbillieuse ; nous avons consulté plusieurs médecins exerçant dans le midi de la France et quelques-uns de nos compatriotes praliquants en Grèce et dans différents pays de l'Orient; ils nous ont affirmé que chez eux les accidents intestinaux au cours de la rougeole étaient relativement plus fréquents que dans les pays du nord. Il ne serait pas rare d'y voir survenir des phénomènes dysentériformes. Quoi qu'il en soit ce sujet demande de nouvelles recherches. Nous en dirons autant de la constitution du sol et de la situation géographique; dans les lieux où règne la dysenterie il n'est pas difficile de comprendre que la rougeole se complique facilement de colite hémorrhagique, surtout, lorsque les malades ont été déjà antérieurement à la rougeole frappés des accidents de cette nature. Le gros intestin est le plus souvent malade et son affection rubéolique suffit pour ranimer les accidents.

Pays restés vierges jusqu'ici de rougeole. — Lorsque l'épidémie de rougeole envahit une région qu'elle n'a jamais visitée ou qu'elle frappe à de rares intervalles, elle prend un caractère malin dont l'épidémie des Iles Féroë rapportée par Panum et l'épidémie des Iles Fidji 1875 venue de l'Australie du sud nous donnent un très bon exemple. Non seulement tous les âges sont atteints, mais encore la rougeole frappe toutes les portions de l'organisme indistinctement et les complications sont très fréquentes. Dans l'armée aussi, tous les médecins militaires ont remarqué que ce sont surtout les jeunes recrues n'ayant jamais eu de rougeole qui sont frappées de préférence, et que chez ceux-ci l'affection, si bénigne d'ordinaire, peut prendre un caractère grave.

En général le très jeune âge n'a pas de dysenterie, mais plutôt des diarrhées cholériformes; aussi avons-nous rencontré beaucoup de difficultés pour trouver des colites hémorrhagiques chez les enfants.

ANATOMIE PATHOLOGIQUE

Les lésions, que l'on rencontre chez les individus ayant présenté des phénomènes de colite hémorrhagique ont été notées d'une part dans Rufz : (Notes sur les principales complications de la rougeole : *Journal des Connaissances Méd.*, *Chir.* 1836, p. 318), d'autre part dans les thèses de Doctorat de Boudet, de Dechaut (1842, th. Paris). A l'étranger les autopsies de ce genre ont été décrites dans le *Schmidt's Jahrbücher*, a. 1855, v. 88 p. 33. Macroscopiquement on trouve le gros intestin « presque constamment » enflammé et particulièrement l'S iliaque du côlon et le rectum. La muqueuse est rouge, par place ridée, légèrement tuméfiée, ramollie ; « on peut y voir, souvent, un grand nombre de petites ulcérations d'un demi-millimètre à 1 millimètre de diamètre, irrégulièrement arrondies, à bords taillés à pic, à fond grisâtre foncé par le tissu cellulaire sous-muqueux. » On a trouvé aussi dans certains cas de colite hémorrhagique des fausses membranes recouvrant plus ou moins l'intestin ; ces membranes mesuraient 3 à 4 millimètres d'étendue, adhéraient fort peu à la muqueuse sous-jacente. Dans les *Schmidt's Jahrbücher* cité plus, haut l'auteur du procès verbal d'autopsie dit : « Nous avons vu des exsudations croupales d'assez grande dimension recouvrant le tractus intestinal. A l'œil nu on voit les follicules de l'intestin tuméfiés, épaissis, atteignant le volume d'un grain de chènevis ou de millet (Boudet, Dechaut). Ils sont « fréquemment ulcérés » ; cette ulcération des organes hématopoiétiques est causée par la gangrène infectieuse due soit à l'intensité de l'affection rubéolique, soit à la prolifération des cellules qui s'étouffent elles-mêmes. A ce propos faisons remarquer l'analogie de lésions entre le colite et la laryngite morbilleuses, analogie de lésions, basés sur une analogie de structure (Coyne, thèse de doctorat 1874) ; les glandes de l'intestin sont rarement malades. N'oublions pas les ganglions mésentériques qui ont été trouvés altérés ; il résulte en effet, d'un travail publié dans les *Schmidt's Jahrbücher*, 1855, v. 124, que, sur 51 autopsies de rougeoleux faites à l'Hôpital des Enfants, à Saint-Pétersbourg, enfants ayant présenté des troubles intestinaux intenses, les ganglions mésentériques ont été trouvés 8 fois tuméfiés et dégénérés, et une seule fois véritablement tuberculeux (Publié dans la *Gaz. des Hôp.* 1856). Les hémorrhagies suite de ces ulcérations sont rares ; il en existe un cas, cependant, signalé dans l'ouvrage de Behier et appartenant à M. Millard. Remercions ici le savant médecin de Beaujon pour l'indication qu'il a bien voulu nous donner à ce sujet.

La péritonite par perforation de l'intestin doit être extrêmement rare ; nous n'avons pu trouver aucun fait de ce genre. En somme et pour nous résumer c'est le processus de la dysenterie qui se fait dans la colite hémorrhagique, mais un processus a caractère plus diffus et plus infectieux.

THEORIE ET PATHOGENIE DE LA PRODUCTION DE LA COLITE HEMORRHAGIQUE

Les anciens, nous l'avons vu à propos de l'historique, prétendaient que les troubles intestinaux graves survenant dans la rougeole, étaient dus aux humeurs peccantes; nous rappelons ce qu'ont dit à ce sujet Morton et ces contemporains.

Broussais a essayé à un moment donné de rattacher la rougeole ainsi que les autres maladies éruptives aux maladies gastro-intestinales; cette théorie de Broussais avait influencé beaucoup d'observateurs; à ce propos signalons un mémoire sur l'épidémie de Piglio (Italie) inséré dans les « Archives d'Omodeï », (a. 1831, p. 350). Dans cette épidémie il y eut plusieurs cas de colite accompagnés de phénomènes dysentériformes. L'auteur se demande si la rougeole n'est pas symptomatique de la « gastro-entérite ». Mais la plus grande majorité des auteurs, au commencement de ce siècle, faisait jouer le plus grand rôle à une sorte d'enanthème. Cette dernière théorie est complètement détruite par les recherches anatomo-pathologiques actuelles. Tout le monde sait aujourd'hui que ce sont surtout les vaisseaux lymphatiques qui sont malades dans l'intestin ; ce que l'on décrivait autrefois sous le nom de taches congestives dans cet organe n'est autre chose qu'un véritable processus d'ulcération, tel qu'il se passe dans toutes les autres maladies infectieuses ; il se trouve probablement, dans les follicules clos des colonies bactériennes abondantes qui ne sont pas étrangères à la production des lésions. Loin de nous, du reste, tout exclusivisme à ce sujet d'anatomie pathologique, tout ce que nous disons en dernier lieu, c'est à titre de simple hypothèse et inspiré par les faits analogues qu'on trouve dans d'autres affections.

SYMPTOMATOLOGIE

Tantôt la colite hémorrhagique survient avant l'apparition des taches (voir obs. IV), tantôt et plus souvent pendant le cours de l'éruption, quelquefois enfin pendant la période de desquammation. Comme on le voit, le moment de l'apparition de cette colite est variable. Nous renvoyons le lecteur aux quelques lignes que nous avons empruntées à Trousseau et mises en tête de notre travail ; elles suffisent amplement à donner une idée complète de cette inflammation du gros intestin. Pour Trousseau, le plus souvent, c'est au moment de l'apogée des phénomènes inflammatoires du côté des muqueuses, au moment où va se produire l'éruption, que la colite se déclare. D'après Trousseau elle guérirait toujours.

Nous croyons que cette opinion du grand clinicien est un peu exagérée ; les quelques faits que nous avons eu le bonheur de recueillir soit dans les services de nos hôpitaux, soit dans les histoires d'épidémies françaises ou étrangères, soit dans nos auteurs classiques ne nous autorisent pas à admettre cette affirmation comme absolue. Assez souvent la rougeole revêt un caractère malin ; on note alors l'albuminurie, l'hyperthermie, le délire, etc., comme on l'a vu dans l'épidémie rapportée dans les *Schmidt's Jahrbücher*, t. 94, 1857 (qui a éclaté dans quelques provinces de l'empire russe); d'autres fois ce sont les phénomènes inflammatoires qui prédominent; on observe alors des photophobies très intenses, des coryzas marqués et des bronchites pénibles compliquées d'accidents pulmonaires tels que pneumonies catarrhales, broncho-pneumonies; un exemple de cette sorte d'épidémie nous est fourni par celle relatée dans le volume 88 du *Schmidt's Jahrbücher*, p. 335.

Lorsque la colite hémorrhagique va se produire, le malade est pris de douleurs dans le ventre; ces douleurs affectent des caractères différents; elles sont tantôt cuisantes, d'autres fois lancinantes, mais surtout tormineuses; elles reviennent sous forme de crises et sont rarement continues. Dans les intervalles des douleurs on note un endolorissement de la région et de la sensibilité à la pression; cette dernière est localisée surtout au niveau de la fosse iliaque, sur les flancs et dans la région ombilicale, c'est à dire dans les régions parcourues par le gros intestin.

Il va sans dire que cette localisation de la douleur présente une grande importance, puisqu'elle nous permet de reconnaître et; au besoin, de préciser le siège de l'affection. En outre de ces douleurs dont l'intensité variera suivant les cas (voy. obs. I, où la douleur ressentie par le malade ne paraît pas avoir frappé l'observateur, tellement elle était minime), le sujet est pris d'un besoin incessant d'aller à la selle; il a des épreintes extrêmement douloureuses. L'anus, le rectum sont le siège d'un ténesme très douloureux, de chaleur, de brûlure qui s'exagèrent pendant les efforts de défécation. Le nombre des selles est variable. Trousseau dit que les malades vont de 6 à 15 fois dans les 24 heures.

Dans nos observations l'on voit que les selles des malades n'étaient pas bien fréquentes en général, et cela est important pour le diagnostic et le pronostic. Elles ne sont que peu abondantes, dans les cas favorables s'entend; dans certaines épidémies elles peuvent être assez nombreuses; rappelons l'épidémie observée par Thore en 1859 dans les environs de Paris, et celle décrite par Laveran et signalée plus haut. Les matières qui constituent les selles sont liquides, grisâtres, d'une remarquable fétidité; on peut y voir des fausses membranes (obs. n° 2) et surtout du sang qui, lui, peut se montrer sous différents aspects. Tantôt le sang est pur, liquide, ou prend l'aspect de stries, tantôt il est noirâtre et mélangé intimement aux matières. En général le sang se trouve là en petite quantité, suffisante, cependant, pour attirer l'attention des malades ou de ceux qui les entourent. Une quantité abondante de sang est exceptionnelle; cependant une véritable entérorrhagie a été signalée par M. Millard au cours d'une rougeole qui, nonobstant, se termina heureusement (Behier, Path. int.).

MARCHE

Au point de vue de lamarche et de la durée, nous auront peu de chose à dire sur notre colite. Lorsque la rougeole ne présente pas de complications graves, lorsque sa marche est régulière, la colite hémorrhagiques ou dysentériforme ne tarde pas à guérir, et cela dans un assez bref délai. Trousseau l'a parfaitement dit, d'ailleurs; cette colite dure un jour ou deux. Mais chez certains sujets cachectiques, chez les enfants, en particulier (voy. *Journal de Bordeaux*, année 1856, fascicule de mai), les auteurs ont noté un retard assez considérable de la guérison, sans que le tube intestinal, cependant, ait été le siège de manifestations tuberculeuses.

PRONOSTIC

Il ne faudrait pas exagérer à tort la gravité de la colite hémorrhagique morbilleuse. Nous en avons vu nous-même quelques sujets atteints; ils y ont échappé sains et saufs.

Trousseau ne regardait pas cette complication comme très dangereuse, puisqu'il affirme dans ses cliniques, dans ses différents articles publiés çà et là, que cet accident disparaît dans les 48 heures et que dans les cas ou il persisterait, la médication qu'il propose suffit pour le faire disparaître. Il ne faudrait pas, cependant, conclure de ce que nous venons de dire, que la colite hémorrhagique est une complication toujours bénigne; c'est le contraire qui serait vrai. En effet, il résulte de ce que nous avons écrit plus haut, qu'assez souvent, la colite dysentériforme survient dans les épidémies malignes ou à caractères inflammatoires intenses; les accidents dysentériformes sont dans ces cas, un signe du caractère malin de la maladie, et si elles ne sont pas dangereuses par elles-mêmes, elles sont graves comme indice de l'infection générale. En cela nous sommes parfaitement d'accord avec ce que dit Thomas dans un ouvrage intitulé « *Masern Complicationen*, p. 90 (Leipzig). Bien des fois aussi les accidents dysentériformes sont survenus avec d'autres complications telles que laryngites (voy. obs, I), pneumonie lobulaire (*Journal de Bordeaux. cité*), gangrène de la peau, etc,. et contribuent, pour leur part, à affaiblir l'organisme et à assombrir le pronostic. Enfin chez les sujets cachectiques, comme ceux dont parlent Blache et Guersant, toute complication intestinale, quelque légère qu'elle soit, suffit à abattre un organisme déjà fortement ébranlé, et la colite hémorrhagique achève ici ce qu'avait fait la rougeole ; si elle n'emporte pas le malade, elle favorise, tout au moins, singulièrement l'éclosion de la tuberculose. (Voy. *Mémoire des Schmidt's Jahrbücher*, a. 1885, v. 88, p. 33.)

DIAGNOSTIC

Le diagnostic de la colite hémorrhagique n'est pas difficile à faire lorsque celle-ci se présente à nous au cours d'une rougeole régulière ; il n'en est pas de même dans les cas où la colite survient chez une rougeole anormale ou de celle qui s'éoigne, tant soit peu, du type anormal. L'observation n° 1 est remarquable à ce dernier point de vue ; laryngite intense, fièvre assez élevée, prostration, colite hémorrhagique, voilà autant d'éléments qui auraient pu égarer bien des cliniciens ! La colite hémorrhagique ne pourra pas être confondue avec la dysenterie ; Trousseau insiste dans ses cliniques sur ce diagnostic essentiel. On se basera sur le nombre moindre de selles et sur le ténesme qui, lui, n'atteint jamais ici l'intensité qu'il montre dans la colite épidémique, la dysenterie, « tandis que la colite dysentériforme est généralement bénigne, passagère et cesse, d'ordinaire, sans qu'il soit besoin à la médecine d'intervenir avec une grande énergie, la dysenterie épidémique est accompagnée de symptômes généraux particuliers plus ou moins graves que je vous ai indiqués. » (Trouss. Cl. 6ᵉ édition, t. III p. 183.)

Il existe une colite hémorrhagique provoquée par des doses trop violentes d'un purgatif drastique, tels que le julep, la coloquinte ; Trousseau signale dans ces cas des colites dysentériformes.

N'oublions pas de mentionner un Mémoire de Michel Lévy, publié dans la *Gazette médicale* 1847, sur une épidémie de rougeole observée à Metz. Les quelques cas de colite hémorrhagique et de phénomènes dysentériformes signalés dans ce travail ont été attribués par cet auteur au tartre stibié dont on avait exagéré les doses. Il sera toujours facile de différencier ces colites hémorrhagiques d'origine médicamenteuse, de notre colite dysentériforme rubéolique.

TRAITEMENT

Nous n'aurons que peu de choses à dire du traitement. Trousseau n'intervenait que dans les cas où la colite hémorrhagique menaçait de se prolonger, et, alors, il conseille soit les lavements albumineux, soit « si l'on veut aller plus vite, dit-il, un lavement avec 5 ou 10 centigrammes de nitrate d'argent dissous dans 100 grammes d'eau distillée, ou bien avec 25, 30 centigrammes de sulfate de cuivre ou de sulfate de zinc dans une même quantité de véhicule. » Dans une leçon de ce même auteur (*Abeille médicale*, 26 juillet 1858) le célèbre clinicien fait remarquer que la diarrhée peut devenir grave et faire place, quelquefois, à la dysenterie ; on traite alors celle-ci par les cataplasmes et l'opium.

OBSERVATIONS

Observation I (personnelle).

Rougeole à la période de desquammation. — Catarrhes multiples (laryngés bronchiques, intestinaux). — Colite morbilleuse. — Selles sanglantes. — Insuffisance mitrale chez un rhumatisant.

Le nommé Ch. V., âgé de 22 ans, exerçant la profession de cocher, entre à l'hôpital Necker, salle St-Jean, n° 6, pour une bronchite accompagnée d'un fort enrouement et de fièvre. Le début de sa maladie remonte à dix jours.

Antécédents personnels. — A 16 ans, première attaque de rhumatisme articulaire aigu, les petites articulations des pieds et des mains sont prises; durée : six semaines.

Octobre 87. — Seconde attaque de rhumatisme soignée à Beaujon. Il en sort le 11 novembre et est envoyé à Vincennes.

Début de la maladie. — Le 15 novembre 1887, quatre jours après son arrivée à Vincennes, par conséquent dix jours avant son entrée à Necker, le malade se sent pris de frissons répétés, de courbature générale, de céphalalgie avec éblouissements et vertiges. Il a quelques vomissements alimentaires. Simultanément apparaissent du larmoiement, du picotement des yeux, des éternuements fréquents, du coryza, un enrouement très intense allant presque jusqu'à l'aphonie, de la toux accompagnée d'une expectoration muqueuse, enfin, de la diarrhée. Ces accidents persistent pendant les quatre jours que le malade passe encore à Vincennes ; seuls, les vomissements ont cessé ; quant à la céphalalgie, elle a presque complètement disparu à sa sortie de l'asile (19 novembre). Les quatre jours qui séparent la sortie de Vincennes de son entrée à Necker, le malade les passe chez sa mère. Son état ne subit aucune modification et l'oblige à garder le lit. La persistance de l'enrouement, de la bronchite et de la fièvre le décident à se présenter à la consultation, 23 novembre.

État actuel. — 24 novembre. Le lendemain de son entrée, le malade présente les signes suivants : un enrouement très accentué, la voix est rauque et voilée. Un reste de catarrhe nasal, mais les éternuements sont moins fréquents qu'au début. Un catarrhe intense de la trachée et des bronches déterminant une dyspnée notable et se révélant à l'auscultation par des râles ronflants, sibilants et sous-crépitants surtout nombreux dans la moitié inférieure des deux poumons. La toux est fréquente, l'expectoration rare muco-purulente. La langue est blanche, légèrement fendillée, mais humide, l'appétit presque nul, la diarrhée persiste, les selles, au nombre de trois à quatre par jour, sont d'un gris jaunâtre et fétides. A l'auscultation du cœur, on entend un souffle systolique de la pointe, insuffisance mitrale datant probablement de la première attaque de rhumatisme. Les yeux sont larmoyants, les conjonctives très injectées, surtout dans la région palpbérale et présentent une coloration d'un brun rougeâtre. Sur la peau de l'abdomen et la face antérieure de la poitrine, on trouve quelques taches légèrement papuleuses disparaissant à la pression. Au niveau des hanches et des flancs, surtout du côté droit, on remarque une desquamation furfuracée que l'on retrouve, mais bien moins nette, à la face, au pourtour des lèvres, des ailes du nez, des sourcils. Les urines ne contiennent point d'albumine. L'état général est satisfaisant, le malade est présent à tout ce qui se passe autour de lui, et répond nettement aux questions qui lui sont posées. Température variable, 39°6.

En présence d'une température si élevée, de la diarrhée, des taches rosées papuleuses de l'abdomen et l'enrouement très prononcé que présente le malade, plusieurs personnes du service pensèrent à la possibilité d'un laryngotyphus ; mais l'existence manifeste d'une desquamation furfuracée encore visible sur certains points du corps, et l'apparition simultanée, dix jours auparavant de catarrhes multiples (laryngés, trachéobonchiques, nasal, oculaire, intestinal) déterminent M. le professeur Dieulafoy à poser le diagnostic de rougeole, rattachant ainsi à cette affection les troubles laryngés et bronchiques avec lesquels le malade s'est présenté, bien que celui-ci n'eut, à aucun moment, constaté la moindre éruption soit sur la face, le tronc ou les membres.

24 novembre. — Le malade qui, dans la matinée, a eu deux selles diarrhéiques semblables à celles des jours précédents, présente coup sur coup, dans l'après-midi, deux selles sanglantes. Ces matières sont en très petite quantité, le sang est liquide, d'un rouge foncé. Ces garde-robes sanglantes doivent être attribuées à l'existence d'une fluxion intestinale intense, d'une colite violente dont Trousseau a signalé la possibilité au cours de la rougeole. Température variable 39°6.

25 novembre. — Apparition sur l'abdomen de papules rouges ressemblant à celles de la rougeole boutonneuse. L'enrouement, la bronchite et la conjonctivite sont aussi accentués que lors de l'entrée. La diarrhée semble diminuée, les sellessont moins fluides mais fétides. Le sang n'a pas reparu dans les garde-robes. Léger épistaxis.

26 novembre. — Peu de changement, température vesp. 38°. La diarrhée a presque complètement disparu; le malade n'a été qu'une seule fois à la garde-robe depuis hier.

Du 26 au 29. — État stationnaire. La diarrhée a définitivement cessé.

29 novembre. — Température vesp. 37°. A l'auscultation, râlesronflants et sibilants en grand nombre, souscrépitant, moins nombreux et moins fins, La voix est toujours rauqueet voilée. Lesconjonctivessont injectées. Le malade demande à manger.

1er décembre. — L'état général est beaucoup amélioré. L'appétitest revenu; néanmoins, la température n'est pas encore normale. Il reste même un peu de bronchite. Quant à la laryngite, elle n'a fait aucun progrès; l'enrouement persiste aussi accentué que les jours précédents.

3 décembre. — La fièvre est définitivement tombée. L'appétit est bon. La voix est devenue un peu plus claire. Toujours quelques râles de bronchite.

11 décembre. — Le malade veut sortir. Il a encore un peu d'enrouement. La voix n'a pas encore repris son timbre naturel. L'état général est aussi bon que possible.

Remarque. — La rougeole a présenté une forme un peu anormale comme évolution et surtout comme éruption, de telle sorte qu'à un autre moment donné, on aurait pu penser à une affection, au laryngotyphus, par exemple. Mais M. le professeur Dieulafoy se fondant : 1° sur les catarrhes multiples, 2° sur la desquamation, 3° sur les petites tachse d'apparence saillante (rougeole boutonneuse) a pu néanmoins poser le diagnostic de rougeole. La marche de l'affection a donné raison à notre savant maître. On ne peut pas dire que cette rougeole était bien grave, car ce malade n'avait ni albuminurie, ni délire, ni hyperthermie. Comment et pourquoi s'est produite la colite dysentériforme ? Nous ne saurions répondre d'une façon très affirmative ; on sait, cependant, que la muqueuse intestinale peut être le siège de fluxions violentes analogues, congestion qui peut avoir été favorisée ici par les troubles circulatoires que déterminent toujours une affection cardiaque.

Observation II (personnelle).

Rougeole régulière. — Eruption discrète. — Desquamation coïncide avec colite hémorrhagique et phénomènes dysentériformes.

Femme 22 ans. — Constitution assez robuste; toujours bien réglée depuis l'âge de 13 ans.

Antécédents héréditaires : Peu importants.

Antécédents personnels : Fluxion de poitrine à l'âge de 18 ans ; n'a jamais toussé depuis. Elle entre le 10 décembre 1887, à Necker, dans le service de M. le professeur Dieulafoy, où elle fut couchée au n° 8 de la salle des femmes.

Déjà, depuis le 5 de ce mois, elle se sentait mal à son aise ; ce jour là, elle aurait éprouvé quelques frissons répétés et de la céphalalgie; le 6, elle a dû cesser tout travail; elle avait de l'anorexie, de la céphalalgie, ses yeux lui piquaient, elle ne dormait que fort peu, son sommeil étant interrompu par des cauchemars. Le 7 au matin ses yeux pleurèrent en même temps qu'elle mouchait et éternuait beaucoup et souvent. Elle n'a eu que fort peu d'éternuement, mais elle a toussé ce jour là et ce n'est que le 9 qu'elle se décide à entrer à l'hôpital à cause de sa bronchite.

État actuel, 10 décembre. — La malade a 38°8 de température axillaire. Les catarrhes cités plus haut ont augmenté depuis son entrée; elle tousse fréquemment et elle éprouve des douleurs à la ceinture; elle a un peu plus d'enrouement, légère épistaxis ce jour-là. Ce même jour, se déclare l'éruption rubéolique; elle est discrète; petites taches inégales s'effaçant sous la pression digitale et occupant le front, la joue gauche, la face latérale droite du cou. Quelques taches en forme de plaques se voient sur la poitrine, quelques petites taches sur le bras gauche; à la voute palatine, au voile du palais et sur les autres organes, rien de remarquable. Constipation légère mais habituelle, le ventre est assez souple.

Auscultation. Râles sibilants et ronflants de chaque côté.

13 décembre. L'éruption s'est effacée et n'est remplacée que par une légère desquamation furfuracée à peine appréciable à la figure. La toux persiste encore; le malade crache plus facilement. Les yeux pleurent encore, le coryza a beaucoup diminué. Température vesp. 37° 8. Epistaxis légèr. Diarrhée. Sensibilité dans l'hypochondre gauche.

14 décembre. Dans la nuit du 13 au 14 et sans que la

malade ait commis une imprudence quelconque relativement au régime prescrit, elle est prise de coliques et rend six selles liquides précédées et accompagnées de ténesme rectal. Les matières striées de sang pur étaient rendues en petite quantité et au prix de vives douleurs vers le fondement. Outre le sang, la malade a remarqué aussi des « petites peaux ». Une seule fois elle n'a rendu que des matières glaireuses teintées de sang, mais en fort petite quantité, malgré les plus grands efforts qu'elle faisait.

15 décembre. Deux selles diarrhéiques. Les coliques ont disparu, mais elle éprouve beaucoup de sensibilité à la pression abdominale. Potion ratanhia.

16 décembre. Rien d'important. Diarrhée a disparu. Toux grasse. A l'auscultation, gros râles et ronchus sonores.

22 décembre. La malade demande à aller à Vincennes.

Remarque. — La rougeole a pris ici son cours régulier, contrairement au cas qui fait le sujet de l'obs. I. Pour quelle raison est survenue cette colite hémorrhagique qui est arrivée pendant le cours de l'éruption ? Il nous est impossible de trouver les conditions qui auraient pu favoriser la venue d'une fluxion rubéolique. Est-ce la constipation habituelle qui aurait joué ici le rôle de cause occasionnelle ? Nous le pensons volontiers, sans cela nous en serions réduit à invoquer la mobilité et le caprice de ces sortes de fluxions infectieuses.

Observation III.

Extrait de Napp. Th. Wuzbourg, 1865 et traduite par l'auteur.

N. Roth, âgé de deux ans, contracte la rougeole fin

février après sa sœur. La fièvre était intense; toux violente, coryza, conjonctivite, larmoiement, photophobie, puis vers le troisième jour apparaît un exanthème qui couvre d'abord le visage et s'étend en deux jours sur tout le corps. La température est de 39°. A la toux s'ajoute une forte dyspnée. Quelque jours après, diarrhée intense sanguinolente. La dyspnée augmentant de plus en plus, on craignit l'invasion du croup.

A l'inspection de la gorge on trouve un dépôt blanchâtre sur les amygdales, les piliers, les bords de la langue; ce dépôt se détache facilement avec le doigt. Dyspnée, tirage. Inspiration accompagnée de sifflement strident et caractéristique.

Traitement. Ipéca et tartre stibié. Le petit malade rend des fausses membranes. Sur le conseil de M. le conseiller privé, docteur Rénecker, on pratique des pulvérisations pharyngées avec de l'eau de chaux; l'enfant se rétablit bientôt grâce à ce traitement. (Ueber compl. der Masern. Dr Maddre. Th. Wurzburg, 1886.

Ici nous notons l'apparition du croup qui a gravement compliqué l'affection. Il est possible que la colite soit due à un état infectieux tout spécial.

Observation IV (personnelle).

Le nommé Edouard V..., âgé de 27 ans, garçon de café, entre à l'hôpital Saint-Antoine le 15 août 1883, dans le service de M. le Dr Dieulafoy, suppléé par M. le Dr Labadie-Lagrave.

Antécédents héréditaires. Mère morte tuberculeuse. Deux frères morts dans le jeune âge.

Antécédents personnels. Gourme dans son enfance. A 17 ans, fracture du radius gauche. A 21 ans, fièvre typhoïde qui l'a tenu un mois au lit. Il vient consulter pour la toux qui le tourmente depuis deux jours et pour son rhume. Il a les yeux larmoyants, la lumière le gêne beaucoup. A la consultation on lui trouve une bronchite double; il désire entrer parce qu'il se dit bien malade.

16 août. Etat actuel. Coryza intense. Photophobie marquée, conjonctives palpébrales et bulbaires injectées.

17 août. Exanthème morbilleux caractéristique, peu marqué sur la figure, assez confluent sur le tronc; à gauche, sur ce dernier, on voit quelques papules qui tranchent sur le reste de l'éruption. Il tousse autant qu'à son entrée. Diarrhée avec colique et sensation de brûlure au fondement.

Dans la nuit du 17 au 18 août, quatre selles liquides mucoso-sanguinolentes en petite quantité. L'éruption pâlit beaucoup. Cataplasme laudanisé. Température vesp. 38° 4.

19 août. Desquammation furfuracée nette sur le tronc. Température vespérable 37° 9. Sensibilité à la pression de la région ombilicale et des flancs. 4 selles diarrhéiques. Les matières rendues sont noires. Urines abondantes, pas d'albumine. Lavement laudanisé.

21 août. Le malade va bien. Demande quatre degrés.

28 août. Exeat.

La colite hémorrhagique est apparue pendant le cours de l'éruption; dans les antécédents héréditaires on note la scrofule et surtout la tuberculose; il a eu aussi une fièvre typhoïde assez grave à 21 ans; cette dernière a pu contribuer à faiblir l'organisme. D'autre part, les phénomènes rubéoleux ont été bien marqués. Il est possible que la rougeole évoluant sur un terrain diathésique se soit plus généralisée que d'habitude et ait envahi, contre son habitude, le gros intestin, d'où l'apparition d'une colite hémorrhagique. En tout cas, la rougeole n'a pas eu de caractère de malignité; pas d'albumine, pas de délire, pas d'hyperthermie, etc.

Observation V (personnelle).

Rougeole de moyenne intensité,

Colite dysentériforme pendant la période d'invasion.

Hélène O....., 18 ans, entre le 5 janvier 1885 dans le service de M. le Dr Empis, salle Sainte-Madeleine, à l'Hôtel-Dieu.

Rien de remarquable dans les antécédents héréditaires. Sa mère l'accompagne à la consultation ; elle la soupçonne menacée de rougeole, car son petit frère est atteint de cette maladie et en traitement chez eux. La malade a eu le 3 janvier plusieurs frissons; elle tousse déjà depuis la fin de décembre ; ses yeux pleurent depuis le 1er janvier et elle a des éternuements fréquents. Anorexie presque complète. Elle a eu aussi de la diarrhée avec des douleurs et sensation de brûlure au fondement; envies fréquentes d'aller à la selle et rendait des glaires rougeâtres. La veille de son entrée, encore de la diarrhée sans coliques.

6 janvier. Eruption morbilleuse sur figure, poitrine et racine des cuisses. Toux quinteuse. Température 38° 8. Râles de bronchite de chaque côté à l'auscultation des poumons.

8 janvier. Même état. Herpès labial.

12 janvier. Apparition des règles. Expectoration épaisse, verdâtre.

16 janvier. Va à Vincennes.

Rien dans les antécédents héréditaires ou personnels qui puisse faire prévoir la cause de l'éclosion de la colite; nous en sommes réduit, comme dans le n° 2, à invoquer le caprice de localisation rubéolique. Notons que les phénomènes dysentériformes sont apparus avant l'éruption.

Observation VI.

Traduite par l'auteur.

Rougeole à un âge avancé compliquée de diarrhée dysentériforme. (Lancet, 1874, p. 786)

Le 14 avril j'ai examiné une femme de 60 ans. Elle paraissait souffrir de bronchite; c'est, du reste pour cela qu'elle consultait. Cette bronchite lui causait beaucoup d'oppression. A ma grande surprise, deux jours après, une éruption apparut à la joue, aux bras, s'étendit au tronc, aux extrémités; cette éruption présentait tous les caractères d'une rougeole. Catarrhe multiple oculaire nasal, laryngé précédaient l'éruption; le pouls était à 90; langue sèche. Les symptômes ont continué 3 jours; la nuit il y eut du délire, puis l'éruption disparut. La seule complication consistait en une diarrhée dysentériforme qui fut subjuguée par le traitement.

Remarque : L'âge du malade, 60 ans, est à considérer, l'insensité de la bronchite d'une part, d'autre part la température assez élevée; la langue sèche, le délire, voile autant de conditions favorables à l'éclosion d'une colite hémorrhagique due, par conséquent, à l'intensité de cette rougeole et au terrain affaibli sur lequel cette affection a évolué.

CONCLUSIONS

1° Il existe une colite dysentériforme ou hémorrhagique qui survient au cours de la rougeole; sans être très fréquente, cette manifestation est loin d'être rare.

2° Cette colite hémorrhagique appareil dans certaines épidémies de rougeole et dans nombre de cas spradiques.

3° La gravité de ces colite shémorrhagiques est minime et subordonnée à la gravité de la rougeole.

4° Cependant, chez les personnes affaiblies, principalement chez les enfants cachectiques, la colite dysentériforme peut faire place à une vraie dysenterie; elle devient, par conséquent, une véritable complication. Elle n'est peut-être pas étrangère à l'éclosicn de la tuberculose.

5° Les hémorrhagies abondantes de l'intestin et la péritonite par perforation, quoique signalées par les auteurs, sont extrêmement rares.

INDEX BIBLIOGRAPHIQUE

RHAZÈS. — De variolis et morbillis arabice et latino cura. Johannis Channing (London, 1766).

SENNERT. — Epitomœ institutionum medicinæ et libri de febribus.

SYDENHAM. — Opera omnia. (T. II, p. 120-140).

MORTON. — De febribus universalibus. (III p. 18).

HOFFMAN. — De febre morbillosa et opera. (T. II, p. 63).

HUXHAM. — Op. physicomedica. (p. 277-321).

FRANC-JOSEPH. — Praxeos medicæ præcepta de morbillis.

ROUX. — Traité de la rougeole.

J.-P. FRANCK. — Œuvres complètes. (T. II).

CAMPAGNAC. — Thèse. (Paris, 1812).

ANCIEN JOURNAL DE MÉDECINE. — (T. I, p. 79). — T. IV, p. 181. — (T. VI, p. 144. — (T. LV, p. 123). — (T. XXI, p. 38).

DICTIONNAIRE DE MÉDECINE. — (Édition 1815 et 1840).

RILLIET ET BARTHEZ. — Maladies des enfants. (T. III).

TROUSSEAU. — Clinique médicale. (T. I et II). — Abeille médicale. (1858, 26 feuilles). — Journal de méd. de Trousseau. (1845).

CINTRAC. — Traité de pathologie interne.

NIEMEYER. — Traité de pathologie interne.

LOMBARD. — Gaz. méd. (1833, p. 89).

RUFZ. — Journal des conn. méd.-chir. (183, p. 6.318)

DECHAUT. — Thèse. (Paris, 1842).

KELLNER. — Frankfurter Jahresrchrift. (1858, t. II, p. 36).

LUTHLEN. — Wurt. corr. (1851, XXIV, p. 207).

COMPENDIUM DE MÉDECINE. (V. VII, p. 421-40).

CHAFFARD. — Thèse. (Paris, 1846).

HECKT. — Mém. de l'Acad. de méd. (1857 et Paris, 1858).
LEVY. — Gaz. méd. (1847).
LAVERAN. — Gaz. hebd. (1861, t. VIII, p. 20).
LEES. — Ragus vierteljahrschrift, 8, p. 50.
RILLIET. — Arch. des sciences physiques et naturelles. Genève, n° 53, 1862).
(Archives für Wissenschaftliche Heilkunde. 1865 et 71).
BARRALLIER. — Bordeaux médical. (1856, fascicule de mai).
Archives fur Wienerärzte. (1851).
MAPPES. — Thèse de Wurgbourg. (1865).
BARLHELS. — Virch. Archiv. (XXI, p. 65-120).
SAUNÉ. — Dictionnaire encyclopédique, art. Rougeole.
PICOT. — Dictionnaire Jaccoud, art. Rougeole.
JACCOUD. — Traité de pathologie interne.
THOMAS. — Art. : Rougeole. (Ziemsens Handbuch der speciellen Pathol., 1874, II, p. 29.
COYNE. — Thèse. (Paris, 1874).
COLIN. — Traité des maladies épidémiques. (1879, p. 519).
DIEULAFOY. — Manuel de pathologie interne. (V. II).
THORE. — Gaz. des hôpitaux. 1860).
SCHMIDT'S. — Jahrbücher der gesammnten medicin. (1835, p. 216, 1re partie). — (1837, p. 80). — (1851-1855, p. 33, v. 88. (1857, t. 49. — (1877, p. 124 et 281, t. 125, p. 184 ; t. 94, p. 72).
(Journal fur Kinderbeilkunde, 1871).
OMODEÏ. — Archives Italiennes. (1831, p. 350).
ACADÉMIE DE MÉDECINE. — Mémoires. (1837, v. 38, p. 159 ; t. XIX, p. 170. — (1857, p. 586). — (1869, p. 70).

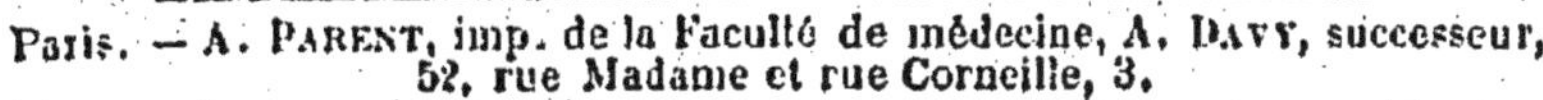
Paris. — A. PARENT, imp. de la Faculté de médecine, A. DAVY, successeur, 52, rue Madame et rue Corneille, 3.

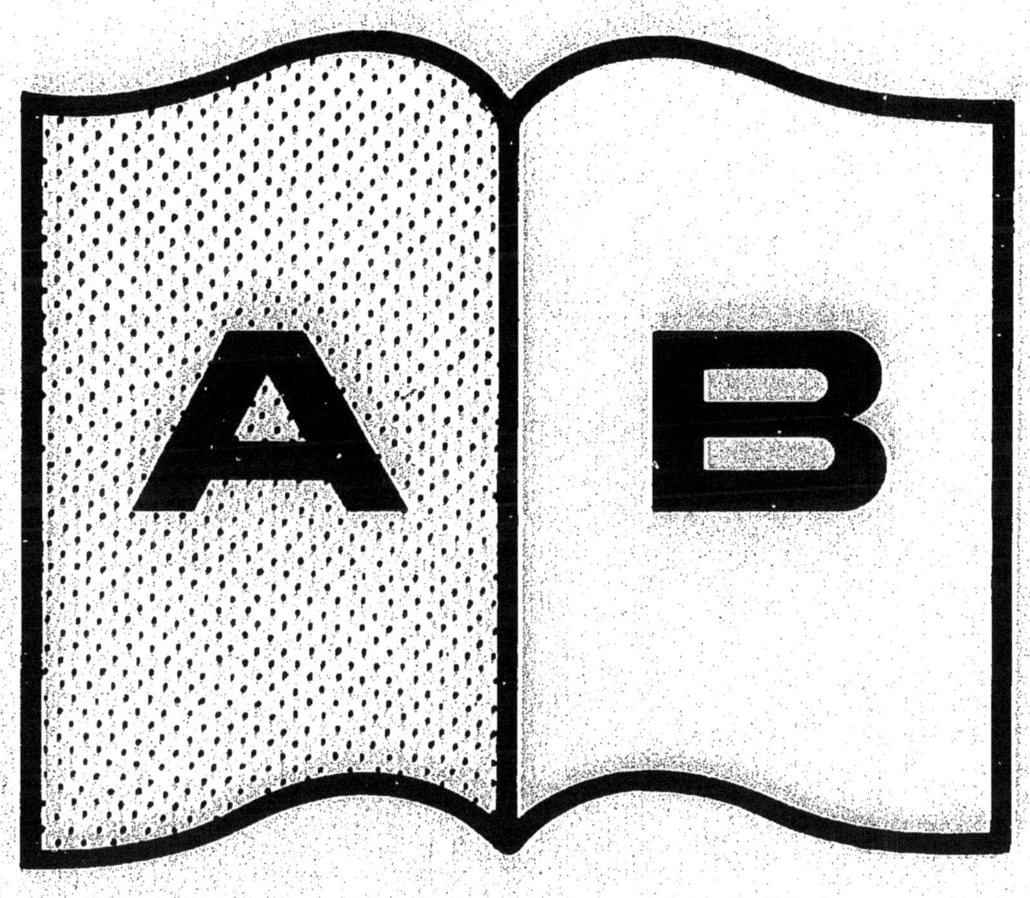

Contraste insuffisant

NF Z 43-120-14

www.ingramcontent.com/pod-product-compliance
Ingram Content Group UK Ltd.
Pitfield, Milton Keynes, MK11 3LW, UK
UKHW021144230726
13926UKWH00002B/915

9 782013 582292